I0504059

DIESES WOCHENPLANER GEHÖRT

_____

_____

_____

WOCHENPLAN

KW:

WOCHENZIEL:

WOCHENAUFGABEN:

MONTAG

DIENSTAG

MITTWOCH

NICHT VERGESSEN:

DONNERSTAG

FREITAG

NÄCHSTE WOCHE:

SAMSTAG

SONNTAG

WOCHENPLAN

KW:

WOCHENZIEL:

WOCHENAUFGABEN:

MONTAG

DIENSTAG

MITTWOCH

NICHT VERGESSEN:

DONNERSTAG

FREITAG

NÄCHSTE WOCHE:

SAMSTAG

SONNTAG

WOCHENPLAN

KW:

WOCHENZIEL:

WOCHENAUFGABEN:

MONTAG

DIENSTAG

MITTWOCH

NICHT VERGESSEN:

DONNERSTAG

FREITAG

NÄCHSTE WOCHE:

SAMSTAG

SONNTAG

WOCHENPLAN

KW:

WOCHENZIEL:

WOCHENAUFGABEN:

MONTAG

DIENSTAG

MITTWOCH

NICHT VERGESSEN:

DONNERSTAG

FREITAG

NÄCHSTE WOCHE:

SAMSTAG

SONNTAG

WOCHENPLAN

KW:

WOCHENZIEL:

MONTAG

DIENSTAG

MITTWOCH

DONNERSTAG

FREITAG

SAMSTAG

SONNTAG

WOCHENAUFGABEN:

NICHT VERGESSEN:

NÄCHSTE WOCHE:

WOCHENPLAN

KW:

WOCHENZIEL:

WOCHENAUFGABEN:

MONTAG

DIENSTAG

MITTWOCH

NICHT VERGESSEN:

DONNERSTAG

FREITAG

NÄCHSTE WOCHE:

SAMSTAG

SONNTAG

WOCHENPLAN

KW:

WOCHENZIEL:

WOCHENAUFGABEN:

MONTAG

DIENSTAG

MITTWOCH

NICHT VERGESSEN:

DONNERSTAG

FREITAG

NÄCHSTE WOCHE:

SAMSTAG

SONNTAG

WOCHENPLAN

KW:

WOCHENZIEL:

WOCHENAUFGABEN:

MONTAG

DIENSTAG

MITTWOCH

NICHT VERGESSEN:

DONNERSTAG

FREITAG

SAMSTAG

NÄCHSTE WOCHE:

SONNTAG

WOCHENPLAN

KW:

WOCHENZIEL:

WOCHENAUFGABEN:

MONTAG

DIENSTAG

MITTWOCH

NICHT VERGESSEN:

DONNERSTAG

FREITAG

NÄCHSTE WOCHE:

SAMSTAG

SONNTAG

WOCHENPLAN

KW:

WOCHENZIEL:

WOCHENAUFGABEN:

MONTAG

DIENSTAG

MITTWOCH

NICHT VERGESSEN:

DONNERSTAG

FREITAG

NÄCHSTE WOCHE:

SAMSTAG

SONNTAG

WOCHENPLAN

KW:

WOCHENZIEL:

WOCHENAUFGABEN:

MONTAG

DIENSTAG

MITTWOCH

NICHT VERGESSEN:

DONNERSTAG

FREITAG

NÄCHSTE WOCHE:

SAMSTAG

SONNTAG

WOCHENPLAN

KW:

WOCHENZIEL:

WOCHENAUFGABEN:

MONTAG

DIENSTAG

MITTWOCH

NICHT VERGESSEN:

DONNERSTAG

FREITAG

SAMSTAG

NÄCHSTE WOCHE:

SONNTAG

WOCHENPLAN

KW:

WOCHENZIEL:

WOCHENAUFGABEN:

MONTAG

DIENSTAG

MITTWOCH

NICHT VERGESSEN:

DONNERSTAG

FREITAG

NÄCHSTE WOCHE:

SAMSTAG

SONNTAG

WOCHENPLAN

KW:

WOCHENZIEL:

WOCHENAUFGABEN:

MONTAG

DIENSTAG

MITTWOCH

NICHT VERGESSEN:

DONNERSTAG

FREITAG

NÄCHSTE WOCHE:

SAMSTAG

SONNTAG

WOCHENPLAN

KW:

WOCHENZIEL:

WOCHENAUFGABEN:

MONTAG

DIENSTAG

MITTWOCH

NICHT VERGESSEN:

DONNERSTAG

FREITAG

SAMSTAG

NÄCHSTE WOCHE:

SONNTAG

WOCHENPLAN

KW:

WOCHENZIEL:

WOCHENAUFGABEN:

MONTAG

DIENSTAG

MITTWOCH

NICHT VERGESSEN:

DONNERSTAG

FREITAG

NÄCHSTE WOCHE:

SAMSTAG

SONNTAG

WOCHENPLAN

KW:

WOCHENZIEL:

WOCHENAUFGABEN:

MONTAG

DIENSTAG

MITTWOCH

NICHT VERGESSEN:

DONNERSTAG

FREITAG

NÄCHSTE WOCHE:

SAMSTAG

SONNTAG

WOCHENPLAN

KW:

WOCHENZIEL:

MONTAG

DIENSTAG

MITTWOCH

DONNERSTAG

FREITAG

SAMSTAG

SONNTAG

WOCHENAUFGABEN:

NICHT VERGESSEN:

NÄCHSTE WOCHE:

WOCHENPLAN

KW:

WOCHENZIEL:

WOCHENAUFGABEN:

MONTAG

DIENSTAG

MITTWOCH

NICHT VERGESSEN:

DONNERSTAG

FREITAG

NÄCHSTE WOCHE:

SAMSTAG

SONNTAG

WOCHENPLAN

KW:

WOCHENZIEL:

WOCHENAUFGABEN:

MONTAG

DIENSTAG

MITTWOCH

NICHT VERGESSEN:

DONNERSTAG

FREITAG

NÄCHSTE WOCHE:

SAMSTAG

SONNTAG

WOCHENPLAN

KW:

WOCHENZIEL:

WOCHENAUFGABEN:

MONTAG

DIENSTAG

MITTWOCH

NICHT VERGESSEN:

DONNERSTAG

FREITAG

NÄCHSTE WOCHE:

SAMSTAG

SONNTAG

WOCHENPLAN

KW:

WOCHENZIEL:

WOCHENAUFGABEN:

MONTAG

DIENSTAG

MITTWOCH

NICHT VERGESSEN:

DONNERSTAG

FREITAG

NÄCHSTE WOCHE:

SAMSTAG

SONNTAG

WOCHENPLAN

KW:

WOCHENZIEL:

WOCHENAUFGABEN:

MONTAG

DIENSTAG

MITTWOCH

NICHT VERGESSEN:

DONNERSTAG

FREITAG

NÄCHSTE WOCHE:

SAMSTAG

SONNTAG

WOCHENPLAN

KW:

WOCHENZIEL:

WOCHENAUFGABEN:

MONTAG

DIENSTAG

MITTWOCH

NICHT VERGESSEN:

DONNERSTAG

FREITAG

NÄCHSTE WOCHE:

SAMSTAG

SONNTAG

WOCHENPLAN

KW:

WOCHENZIEL:

WOCHENAUFGABEN:

MONTAG

DIENSTAG

MITTWOCH

NICHT VERGESSEN:

DONNERSTAG

FREITAG

NÄCHSTE WOCHE:

SAMSTAG

SONNTAG

WOCHENPLAN

KW:

WOCHENZIEL:

MONTAG

DIENSTAG

MITTWOCH

DONNERSTAG

FREITAG

SAMSTAG

SONNTAG

WOCHENAUFGABEN:

NICHT VERGESSEN:

NÄCHSTE WOCHE:

WOCHENPLAN

KW:

WOCHENZIEL:

WOCHENAUFGABEN:

MONTAG

DIENSTAG

MITTWOCH

NICHT VERGESSEN:

DONNERSTAG

FREITAG

NÄCHSTE WOCHE:

SAMSTAG

SONNTAG

WOCHENPLAN

KW:

WOCHENZIEL:

WOCHENAUFGABEN:

MONTAG

DIENSTAG

MITTWOCH

NICHT VERGESSEN:

DONNERSTAG

FREITAG

NÄCHSTE WOCHE:

SAMSTAG

SONNTAG

WOCHENPLAN

KW:

WOCHENZIEL:

WOCHENAUFGABEN:

MONTAG

DIENSTAG

MITTWOCH

NICHT VERGESSEN:

DONNERSTAG

FREITAG

NÄCHSTE WOCHE:

SAMSTAG

SONNTAG

WOCHENPLAN

KW:

WOCHENZIEL:

WOCHENAUFGABEN:

MONTAG

DIENSTAG

MITTWOCH

NICHT VERGESSEN:

DONNERSTAG

FREITAG

NÄCHSTE WOCHE:

SAMSTAG

SONNTAG

WOCHENPLAN

KW:

WOCHENZIEL:

WOCHENAUFGABEN:

MONTAG

DIENSTAG

MITTWOCH

NICHT VERGESSEN:

DONNERSTAG

FREITAG

NÄCHSTE WOCHE:

SAMSTAG

SONNTAG

WOCHENPLAN

KW:

WOCHENZIEL:

WOCHENAUFGABEN:

MONTAG

DIENSTAG

MITTWOCH

NICHT VERGESSEN:

DONNERSTAG

FREITAG

SAMSTAG

NÄCHSTE WOCHE:

SONNTAG

WOCHENPLAN

KW:

WOCHENZIEL:

MONTAG

DIENSTAG

MITTWOCH

DONNERSTAG

FREITAG

SAMSTAG

SONNTAG

WOCHENAUFGABEN:

NICHT VERGESSEN:

NÄCHSTE WOCHE:

WOCHENPLAN

KW:

WOCHENZIEL:

WOCHENAUFGABEN:

MONTAG

DIENSTAG

MITTWOCH

NICHT VERGESSEN:

DONNERSTAG

FREITAG

SAMSTAG

NÄCHSTE WOCHE:

SONNTAG

WOCHENPLAN

KW:

WOCHENZIEL:

MONTAG

DIENSTAG

MITTWOCH

DONNERSTAG

FREITAG

SAMSTAG

SONNTAG

WOCHENAUFGABEN:

NICHT VERGESSEN:

NÄCHSTE WOCHE:

WOCHENPLAN

KW:

WOCHENZIEL:

WOCHENAUFGABEN:

MONTAG

DIENSTAG

MITTWOCH

NICHT VERGESSEN:

DONNERSTAG

FREITAG

NÄCHSTE WOCHE:

SAMSTAG

SONNTAG

WOCHENPLAN

KW:

WOCHENZIEL:

WOCHENAUFGABEN:

MONTAG

DIENSTAG

MITTWOCH

NICHT VERGESSEN:

DONNERSTAG

FREITAG

NÄCHSTE WOCHE:

SAMSTAG

SONNTAG

WOCHENPLAN

KW:

WOCHENZIEL:

WOCHENAUFGABEN:

MONTAG

DIENSTAG

MITTWOCH

NICHT VERGESSEN:

DONNERSTAG

FREITAG

NÄCHSTE WOCHE:

SAMSTAG

SONNTAG

WOCHENPLAN

KW:

WOCHENZIEL:

WOCHENAUFGABEN:

MONTAG

DIENSTAG

MITTWOCH

NICHT VERGESSEN:

DONNERSTAG

FREITAG

NÄCHSTE WOCHE:

SAMSTAG

SONNTAG

WOCHENPLAN

KW:

WOCHENZIEL:

WOCHENAUFGABEN:

MONTAG

DIENSTAG

MITTWOCH

NICHT VERGESSEN:

DONNERSTAG

FREITAG

NÄCHSTE WOCHE:

SAMSTAG

SONNTAG

WOCHENPLAN

KW:

WOCHENZIEL:

WOCHENAUFGABEN:

MONTAG

DIENSTAG

MITTWOCH

NICHT VERGESSEN:

DONNERSTAG

FREITAG

NÄCHSTE WOCHE:

SAMSTAG

SONNTAG

WOCHENPLAN

KW:

WOCHENZIEL:

WOCHENAUFGABEN:

MONTAG

DIENSTAG

MITTWOCH

NICHT VERGESSEN:

DONNERSTAG

FREITAG

NÄCHSTE WOCHE:

SAMSTAG

SONNTAG

WOCHENPLAN

KW:

WOCHENZIEL:

WOCHENAUFGABEN:

MONTAG

DIENSTAG

MITTWOCH

NICHT VERGESSEN:

DONNERSTAG

FREITAG

SAMSTAG

NÄCHSTE WOCHE:

SONNTAG

WOCHENPLAN

KW:

WOCHENZIEL:

WOCHENAUFGABEN:

MONTAG

DIENSTAG

MITTWOCH

NICHT VERGESSEN:

DONNERSTAG

FREITAG

NÄCHSTE WOCHE:

SAMSTAG

SONNTAG

WOCHENPLAN

KW:

WOCHENZIEL:

WOCHENAUFGABEN:

MONTAG

DIENSTAG

MITTWOCH

NICHT VERGESSEN:

DONNERSTAG

FREITAG

NÄCHSTE WOCHE:

SAMSTAG

SONNTAG

WOCHENPLAN

KW:

WOCHENZIEL:

WOCHENAUFGABEN:

MONTAG

DIENSTAG

MITTWOCH

NICHT VERGESSEN:

DONNERSTAG

FREITAG

NÄCHSTE WOCHE:

SAMSTAG

SONNTAG

WOCHENPLAN

KW:

WOCHENZIEL:

WOCHENAUFGABEN:

MONTAG

DIENSTAG

MITTWOCH

NICHT VERGESSEN:

DONNERSTAG

FREITAG

NÄCHSTE WOCHE:

SAMSTAG

SONNTAG

WOCHENPLAN

KW:

WOCHENZIEL:

WOCHENAUFGABEN:

MONTAG

DIENSTAG

MITTWOCH

NICHT VERGESSEN:

DONNERSTAG

FREITAG

NÄCHSTE WOCHE:

SAMSTAG

SONNTAG

WOCHENPLAN

KW:

WOCHENZIEL:

WOCHENAUFGABEN:

MONTAG

DIENSTAG

MITTWOCH

NICHT VERGESSEN:

DONNERSTAG

FREITAG

NÄCHSTE WOCHE:

SAMSTAG

SONNTAG

WOCHENPLAN

KW:

WOCHENZIEL:

WOCHENAUFGABEN:

MONTAG

DIENSTAG

MITTWOCH

NICHT VERGESSEN:

DONNERSTAG

FREITAG

NÄCHSTE WOCHE:

SAMSTAG

SONNTAG

WOCHENPLAN

KW:

WOCHENZIEL:

WOCHENAUFGABEN:

MONTAG

DIENSTAG

MITTWOCH

NICHT VERGESSEN:

DONNERSTAG

FREITAG

NÄCHSTE WOCHE:

SAMSTAG

SONNTAG

WOCHENPLAN

KW:

WOCHENZIEL:

WOCHENAUFGABEN:

MONTAG

DIENSTAG

MITTWOCH

NICHT VERGESSEN:

DONNERSTAG

FREITAG

NÄCHSTE WOCHE:

SAMSTAG

SONNTAG

www.ingramcontent.com/pod-product-compliance
Lightning Source LLC
Chambersburg PA
CBHW070611220526
45467CB00003B/1385

9 781708 794491